RAPPORT

SUR

L'ÉTABLISSEMENT ORTHOPÉDIQUE

DE MONTFLEURI,

Dirigé par M. le D.r Pravaz,

PRÉSENTÉ A LA SOCIÉTÉ DE MÉDECINE DE LYON, DANS SA SÉANCE DU 6 MARS 1837,

PAR UNE COMMISSION PRISE DANS SON SEIN,

ET COMPOSÉE DE MM. MERMET, BAUMERS, REPIQUET, POLINIÈRE ET LEVRAT AINÉ.

LYON,

IMPRIMERIE DE J. M. BARRET.

1837.

RAPPORT

SUR

L'ÉTABLISSEMENT ORTHOPÉDIQUE

DE MONTFLEURI,

Dirigé par M. le D.r Pravaz,

PRÉSENTÉ A LA SOCIÉTÉ DE MÉDECINE DE LYON, DANS SA SÉANCE DU 6 MARS 1837,

PAR UNE COMMISSION PRISE DANS SON SEIN,

ET COMPOSÉE DE MM. MERMET, BAUMERS, REPIQUET, POLINIÈRE ET LEVRAT AINÉ.

MESSIEURS,

Vous avez désigné, pour vous faire un Rapport sur l'Établissement orthopédique de Montfleuri, dirigé par M. le docteur Pravaz, une Commission qui a bien voulu me confier le soin de vous en présenter la rédaction. Nous nous sommes réunis plusieurs fois, plusieurs fois aussi nous nous sommes rendus à Montfleuri; et, avant de vous parler de cet établissement, permettez-moi d'être auprès de vous l'interprète de la Commission, pour remercier M. le docteur Pravaz de toute la complaisance qu'il a bien voulu mettre à nous initier à tous les détails des moyens qu'il emploie. C'est le résultat de ses communications dont nous avons pu apprécier la bonne foi et la véracité, c'est aussi le résultat de l'attention minutieuse que nous avons apportée dans l'examen des appareils orthopédiques, que je vais avoir l'honneur de vous exposer; toutefois, Messieurs, je crois devoir commencer par vous exposer en quelques mots la marche que la science orthopédique a suivie depuis son enfance jusqu'à nos jours.

Nous devons le dire ici, votre Société a déjà été appelée plusieurs fois à donner son avis sur l'importance de cette branche de l'art de guérir, et de savans Rapports, accueillis par elle, ont prouvé tout l'intérêt qu'elle prend aux progrès de la science orthopédique.

Si l'on s'en rapporte à l'étymologie, *l'orthopédie* est cette branche de la science médicale qui a pour but de guérir les difformités des enfans. Mais on voit tous les jours combien cette définition est inexacte, puisque le médecin orthopédiste se propose, non seulement de corriger les difformités de tout âge, mais encore d'aider, de suppléer l'action de toutes les parties dont les fonctions ont été altérées.

Les travaux des modernes ont fait aussi de cette science une partie importante pour l'éducation physique des enfans, en les soumettant jeunes et quoique bien portans, à quelques-uns des moyens que l'orthopédie met en usage. Ce n'est guère que du commencement de notre siècle que l'on peut faire dater l'orthopédie. Confiée à des industriels inhabiles, à des charlatans peu jaloux de faire connaître au public leurs moyens de succès, cette science est restée long-temps stationnaire par l'ignorance de ceux qui la cultivaient et l'exploitaient.

Les anciens chirurgiens, il faut bien l'avouer, repoussaient, comme indigne de leur art, le soin de guérir les difformités, et les malades, alors, étaient obligés de se mettre entre les mains des rebouteurs, des rhabilleurs, de gens enfin dépourvus de notions anatomiques et de toute connaissance des causes et du mécanisme des difformités auxquelles ils étaient appelés à porter remède. On conçoit alors que les écrits sur cette matière doivent être rares; et si, en parcourant les ouvrages des anciens, on rencontre çà et là quelques conseils précieux, quelques préceptes bons à suivre, ils sont trop épars pour constituer le corps d'une science où l'on puisse découvrir son origine et ses progrès; mais aujourd'hui, traitée d'une manière spéciale par des gens instruits et des chirurgiens du premier mérite, l'orthopédie devient l'une des plus étendues et des plus précieuses branches de la médecine, et nous ne doutons pas que dans quelques temps, ses procédés étant mieux appréciés, elle n'aide à donner aux sujets de l'un et de l'autre sexe la conformation la plus heureuse et la plus favorable, et surtout qu'elle ne facilite l'exercice des fonctions en rétablissant une vie régulière dans les organes.

L'orthopédie, comme on le sait, dans la majorité des cas, se propose la cure des déviations de la colonne vertébrale; les moyens qu'elle emploie ont subi de nombreuses modifications, que vos Commissaires ont vu heureusement exécutées dans l'établissement de M. Pravaz. Mais, avant de vous dire ce qu'ils ont vu, permettez-leur quelques mots sur les tâtonnemens à l'aide desquels on est parvenu au degré de perfection qui existe dans les machines employées contre les déviations de l'épine dorsale.

L'exécution des appareils a dû être en rapport avec les idées que l'on se faisait de la nature des difformités et des causes auxquelles on les attribuait; c'est ainsi que dans les œuvres d'*Ambroise Paré* et de *Fabrice de Hilden*, on lit des observations de cures obtenues dans des gibbosités où le patient étant étendu sur une table, et couché sur le ventre, l'opérateur pressait fortement sur les vertèbres proéminentes, pendant que deux aides vigoureux exerçaient une extension violente, au moyen de liens passés sous les épaules, d'une part, et au-dessus des hanches, de l'autre. Les chirurgiens ne voyaient alors dans une difformité qu'une luxation des vertèbres. Tout le monde se rappelle avoir lu, dans les Mémoires de l'Académie de chirurgie, l'histoire singulière de M.me de Montmorency, et il serait fastidieux de la citer si elle ne trouvait sa place naturelle dans un coup-d'œil rapide sur les progrès de l'orthopédie.

M.me de Montmorency fut comprimée dans une presse à linge qui, faisant craindre la suffocation, fut remplacée par un cric; on était presque parvenu, au dire de son médecin, le docteur *Ranchin*, de Montpellier, à réduire la luxation des vertèbres, lorsque la mort de la patiente vint mettre un terme à ses violentes douleurs et aux efforts prodigieux tentés par son médecin.

Mais il n'est pas nécessaire de remonter si haut pour trouver des exemples d'un semblable traitement basé sur cette prétendue cause de difformité; nous avons lu deux observations, empruntées à la pratique d'un médecin anglais, dans lesquelles il est dit que deux malades furent traités, en 1821, pour des luxations des vertèbres, et soumis à des tractions et à des pressions considérables.

Les premiers instrumens propres à combattre les déviations furent donc construits dans ce but : comprimer la partie saillante, et la forcer, pour ainsi dire, à rentrer au dedans; c'est pour cela que, dans l'enfance de l'orthopédie, on enfermait la poitrine dans des corsets garnis de coussins destinés à presser fortement sur les gibbosités. Ces corsets, qui n'avaient d'autre inconvénient que de gêner la respiration, le développement des muscles, et surtout de n'agir que sur les côtes, os mobiles ne pouvant transmettre à la colonne vertébrale l'effort auquel ils cèdent eux-mêmes; ces corsets, dis-je, furent rapidement et avec juste raison abandonnés (1).

Mais peu à peu les chirurgiens firent quelques progrès dans la connaissance du mécanisme des déversemens de la colonne vertébrale, et *Levacher de la Feutrie* publia, dans les Mémoires de l'Académie royale de chirurgie, que, pour être employées avec quelque résultat, les machines devaient exercer leur action sur les deux extrémités du rachis, pour comprimer les

(1) Dans sa Dissertation sur la gibbosité, présentée à la Faculté de médecine de Montpellier, l'an 7 de la république, notre honorable collègue, M. Martin le jeune, en passant en revue les machines employées alors pour redresser la colonne vertébrale, dit : « Les corps de baleines ou de fer, les croix de même métal, recommandés par *Heister*, la plaque matelassée de *Hilden*, la presse de *Ranchin*, et les autres moyens de ce genre, sont non seulement inutiles, mais encore dangereux. »

parties intermédiaires. On doit à ce chirurgien l'invention et la description d'une machine composée ainsi qu'il suit : Une plaque était fixée à un corset, de cette plaque s'élevait une tige métallique recourbée en avant et à laquelle la tête du malade était suspendue. Ce tuteur vertical, de l'aveu même de Levacher, ne réussissait que dans les cas de déviation de la partie supérieure de la colonne vertébrale, et dans les cas de distortion des vertèbres cervicales.

En 1767, dit un Rapport fait à l'Académie royale de médecine, par M. le docteur Bricheteau, le docteur Portal perfectionna cette machine, ou mieux en imagina une nouvelle : c'était un appareil composé de deux pièces terminées par un croissant; la supérieure correspondait à l'aisselle, et l'inférieure avait son point d'appui sur les hanches; un cliquet séparait chacune de ces deux pièces, de sorte qu'on pouvait exercer, en les éloignant l'une de l'autre, un certain degré d'extension.

Peu de temps avant le nouveau perfectionnement que *Portal* faisait subir au tuteur vertical de *Levacher*, un étranger, mécanicien habile, auquel la chirurgie doit de nombreuses inventions, *Venel*, employait et préconisait l'extension horizontale pour obtenir le redressement des courbures du rachis ; son appareil est le premier lit mécanique connu ; *Venel* en a donné la description et la figure dans une Dissertation imprimée à Lausanne avec les Mémoires de la Société de cette ville.

Venel se proposait d'appliquer au corps humain vicieusement conformé un moyen qu'il avait vu réussir, employé pour modifier les formes de la matière inerte. Il résolut, à l'aide de tractions exercées aux deux extrémités de la colonne vertébrale, qui lui présentait une courbe flexible, de la ramener à la direction rectiligne. Cet appareil est celui qui a servi de modèle à quelques-uns de ceux employés de nos jours, avec des perfectionnemens plus ou moins efficaces, comme nous le verrons dans le courant de ce Rapport.

Cette invention resta long-temps confinée dans le pays où elle avait été appliquée pour la première fois; ce n'est que depuis une vingtaine d'années que l'Allemagne d'abord, puis la France, puis l'Angleterre, s'en emparèrent pour la copier, les uns avec ses défauts, les autres avec des modifications plus ou moins heureuses.

Si nous en croyons un Rapport que nous avons eu sous les yeux, l'appareil de Venel, copié et mis en usage par un Allemand, M. *Heine*, ne pénétra en France que par ruse; voici le fait : Un jeune négociant de Paris, affecté d'une déviation, fit, d'après le conseil de M. *d'Ivernois*, le voyage de Vurtzbourg, pour se mettre entre les mains de M. *Heine* qui, depuis quelques années déjà, faisait usage du lit orthopédique de Venel. Ce jeune homme, ayant pris les dessins des appareils du mécanicien allemand, en fit construire de semblables, à son retour à Paris, et se mit à la tête d'un établissement orthopédique, se donnant ainsi lui-même pour exemple des résultats à obtenir par l'emploi du lit à extension. On lit dans les *Archives générales de médecine*, d'octobre 1814, que, presque dans le même temps, un chirurgien du département de la Meuse, M. *Humbert*, employait les mêmes moyens, en y ajoutant des béquilles et un fauteuil mécanique.

C'est alors que l'orthopédie commença à prendre un

rang parmi les branches de la médecine; car, à cette époque, on publia des travaux spéciaux et des perfectionnemens nombreux à ce sujet. Dès ce moment s'éleva entre les orthopédistes, qui s'établirent en foule à Paris, une noble rivalité qui ne fut pas sans intérêt ni sans profit pour la science. On étudia la colonne vertébrale, ses mouvemens, on s'appliqua davantage à apprécier le mécanisme par lequel s'opéraient les déformations de cet axe flexible, et surtout les causes qui présidaient à ses déviations. Ces travaux, qui empruntaient les secours de la publicité, en établissant les règles et les principes de cette branche de l'art de guérir, ouvrirent les yeux au public, qui avait aussi accueilli l'orthopédie comme un grand bienfait, et lui firent abandonner, à juste titre, les charlatans qui, jusqu'alors, avaient exploité exclusivement et sans aucune étude préalable le traitement des courbures de la colonne vertébrale. Il n'est besoin, pour vous rappeler les ouvrages nombreux qui se sont publiés sur cette science, que de vous citer les noms de *Delacroix* (qui, par les mécaniques ingénieuses dont il a doté la science, mérite bien d'être placé parmi les orthopédistes honorables), de *D'Ivernois*, de *Maisonnabe*, de *Delpech*, de *Bouvier*, de *Lafont*, de *Duval*, d'*Humbert*, de *Charles Bell*, de *Shaw*, etc. etc.

M. le docteur *Pravaz* est un de ceux qui ont le plus contribué aux progrès qu'a faits l'orthopédie. Élève d'une école où l'avait conduit son amour pour les sciences exactes, s'étant déjà fait connaître par des travaux qui avaient attiré l'attention des praticiens, ce médecin résolut d'employer ses connaissances en philosophie, en mathématiques et en mécanique à modifier, sous quelques rapports, des appareils qu'il regardait comme insuffisans et inefficaces. Il se livra à une étude approfondie des différentes causes de déviations de la colonne vertébrale, des particularités de son organisation, du jeu de ses diverses parties, et des rapports de contiguité qu'elles ont entr'elles; puis il en déduisit les moyens de remédier à ses difformités. C'est le résultat de ses recherches et de ses observations personnelles qu'il a consigné dans une série de Mémoires présentés à l'Académie royale de médecine. Il en est un surtout, publié en 1827, intitulé : *Méthode nouvelle pour le traitement des déviations de la colonne vertébrale*, au sujet duquel je vous demanderai la permission d'entrer dans quelques détails.

Dans ce travail, M. Pravaz prouve que dans le lit employé jusqu'à ce jour, le degré de tension est diminué par le frottement des plans sur lesquels repose le malade, ce qui le rend à la fois irrégulier et incalculable. Il en résulte un défaut de rapport et d'harmonie qui explique les accidens graves dont se plaignent les malades, et auxquels accidens il faut joindre ceux que produisent les forces extensives sur le point d'appui qu'elles prennent. Puis ensuite M. *Pravaz*, se livrant à l'examen rapide des modifications que les orthopédistes ont fait subir au lit de Venel, en conclut que, dans tous ces appareils, la force extensive, au lieu d'agir dans une progression croissante, comme semblent l'exiger la sensibilité et la contractilité des organes, qui ne peuvent céder que graduellement aux efforts, cette force perd à chaque instant de son intensité (lits de *Maisonnabe* et de *Lafont*). L'extension continue, voilà donc un des élémens de tout traitement ortho-

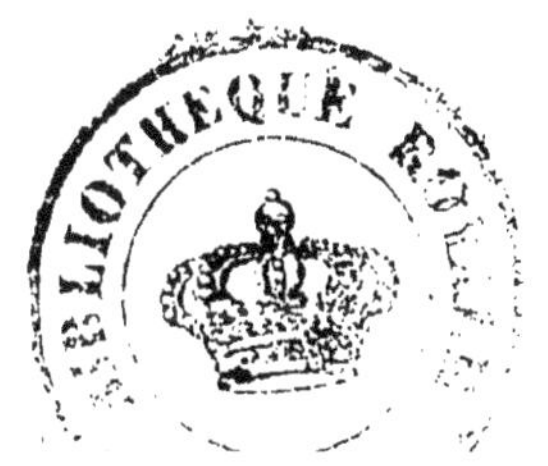

pédique : voyons, d'après M. Pravaz, comment on l'a obtenue.

Dans le premier système, le corps était suspendu par la tête, et son poids agissait seul; mais ce moyen, qui opérait une violente extension sur la région cervicale, et dont l'effet était nul sur la région lombaire, fut abandonné.

Le docteur *Darwin* substitua à la suspension verticale le décubitus sur un plan incliné. Ce moyen, meilleur déjà que le précédent, fut aussi délaissé, il était apparemment trop simple et n'exerçait aucun prestige sur le vulgaire, amateur du merveilleux.

On en vint alors au lit à extension horizontale, et on remplaça la pesanteur par des ressorts qui s'affaiblissaient petit à petit et dont l'énergie allait en décroissant.

Discutant les inconvéniens et les avantages de ces divers procédés, M. Pravaz a proposé, non pas de renoncer à l'extension de la colonne vertébrale, mais de faire un meilleur usage de ce moyen, et d'apporter quelques modifications dans la manière de l'employer. C'est en poursuivant cette idée, que ce médecin arriva à la lecture de quelques écrits du docteur *Shaw*, dans lesquels il trouva le lit de Venel perfectionné par l'orthopédiste anglais. Le mécanisme que le docteur *Shaw* employait pour exercer l'extension de l'épine était le suivant; nous en empruntons la description à un Mémoire sur l'orthopédie, par le docteur Pravaz, et inséré dans le Journal hebdomadaire de médecine, 1829 :

« Sur un plan incliné de six pieds de long, et » creusé vers les bords de deux rainures, une sorte » de char est disposé pour recevoir la partie inférieure

» du tronc, tandis que la tête et les épaules sont » maintenues sur un support fixe dont l'élévation est » relative à l'élévation du char. Ce dernier s'écarte du » plan immobile par la double action de la pesanteur » décomposée suivant l'angle d'inclinaison, et par la » traction qu'exerce un système de poids et de ressorts » disposés au-dessous du plan incliné. »

Comme on le voit, dans cet appareil, le frottement qui, dans les autres, est un obstacle à l'extension, est transformé en un moyen d'appliquer les puissances extensives plus près de la courbure déviée.

C'était déjà un progrès imprimé aux appareils orthopédiques, il n'a pas suffi à M. le docteur Pravaz.

Voyons maintenant les machines auxquelles ce médecin s'est arrêté; mais avant, nous avons besoin de vous rappeler les principes fondamentaux qui ont présidé à la confection de ses appareils :

1.° Localiser autant que possible l'extension, de manière à ne pas fatiguer inutilement les parties saines de l'épine, et à concentrer toutes les forces extensives sur celles qui sont courbées.

2.° Combiner *simultanément* l'exercice des muscles de l'épine avec l'extension, de manière à ne pas laisser le corps dans un repos continu. Tel est le double principe dont l'application obtient des résultats que, tous, nous pouvons vérifier.

Le premier appareil de M. *Pravaz* est donc celui-ci : un plan incliné, de la longueur d'une couchette ordinaire, est divisé transversalement en deux parties; la supérieure peut, en glissant de bas en haut, se séparer de l'inférieure; la partie supérieure, surmontée d'un casque, destiné à recevoir la tête, admet la première partie du tronc, que l'on y fixe au moyen d'épaulettes, tandis que l'autre partie reçoit l'autre moitié du corps. La personne est couchée sur ce plan, de manière à faire correspondre la courbure au point de réunion des deux parties de ce plan, et alors un mécanisme simple sépare la partie supérieure de l'inférieure dans un degré proportionnel à la somme d'extension qu'on veut obtenir. Voilà donc l'extension localisée.

Puis ensuite M. *Pravaz*, voyant que l'extension, se concentrant sur une seule courbe, ne se transmettait que faiblement à la seconde (les courbures de l'épine sont toujours doubles), adopta en entier le système de Shaw, et composa son appareil de trois parties : la partie moyenne fixe, et les deux autres glissant, la première de bas en haut, et la seconde de haut en bas. Mais il fallait à cet appareil en ajouter un autre, ou bien le perfectionner, de telle sorte qu'il pût remplir le but désiré dans le second principe : celui de la combinaison simultanée de l'exercice des muscles de l'épine avec l'extension. Alors des cordes parallèles, se réfléchissant sur des poulies placées aux extrémités de l'appareil, sont tendues obliquement aux deux côtés du char, à la hauteur des bras du sujet. Celui-ci les tire d'arrière en avant, se servant tantôt d'un bras, tantôt des deux à la fois.

On voit par la description, peu détaillée il est vrai, mais aussi étendue que le permettent les limites d'un rapport, on voit, disons-nous, par la description de cet appareil, combien M. le docteur Pravaz est pénétré de cette idée : que dans le traitement des déviations de la colonne vertébrale, toute méthode qui fait abstraction de la puissance musculaire, et la condamne à l'inaction, ne peut obtenir jamais que des succès éphémères. D'un autre côté, il ne faut pas compter d'une manière trop exclusive sur l'infaillibilité de l'exercice de la puissance musculaire; ces deux moyens doivent se prêter un mutuel secours, et c'est au médecin instruit à les diriger, à les appliquer suivant les exigences de la déviation. Un exposé rapide et analytique des instrumens orthopédiques mis en usage à l'établissement de Montfleuri, vous prouvera combien M. le docteur *Pravaz* a su utiliser avantageusement ces deux puissances. M. *Pravaz* est donc le premier qui, en France, ait employé des appareils remplissant la double indication d'associer à l'extension progressive l'exercice simultané des muscles.

C'est à lui encore qu'est dû le perfectionnement de la gymnastique, cette ressource de l'art de guérir, si précieuse, mais aussi si rarement bien dirigée. Si quelques opposans ont dit que, dans le traitement des déviations de l'épine dorsale, les exercices gymnastiques étaient plus nuisibles qu'utiles, c'est assurément, comme dit M. *Pravaz*, parce qu'on a omis de distinguer la gymnastique appliquée à l'orthopédie en *spéciale* et en *générale*, et vos Commissaires ont eu l'occasion de s'assurer, à l'établissement de Montfleuri, combien était juste et exacte la formule qui exprime l'indication à remplir. Nous la copions textuellement : *Rapprocher, autant que possible, les parties solides qui servent d'attaches aux muscles symétriques, de leur disposition normale, afin que ceux-ci, s'exerçant ensuite dans des conditions à peu près semblables, tendent incessamment vers cet antagonisme parfait qui, par une action réciproque, peut seul maintenir la régularité des formes.*

Enfin, Messieurs, et pour en terminer avec un Mémoire qui a valu à son auteur de grands éloges, au sein de l'Académie royale de médecine, nous transcrirons, pour la soumettre à vos réflexions, la proposition finale :

Choisir entre les exercices musculaires ceux qui soulagent l'épine de la plus grande partie du poids des organes, et s'exécutent dans des conditions où cet axe dévié se trouve rapproché de sa direction naturelle.

Cette proposition se trouve mise à exécution de la manière la plus heureuse et la plus honorable pour l'esprit inventif de M. le docteur *Pravaz*, dans un appareil destiné à mettre à profit le mouvement de circumduction des bras : mouvement déjà préconisé par le professeur *Boyer*, qui recommandait au malade de tourner une meule avec le bras correspondant à l'épaule la moins élevée, dans les difformités du rachis. L'appareil de M. le docteur *Pravaz*, que nous vous décrirons tout-à-l'heure, reçoit le poids des viscères thoraciques, qui ne surchargent en rien la colonne vertébrale; le malade est couché, et peut facilement exercer avec les bras des mouvemens de circumduction.

C'est en faisant présider toutes les idées philosophiques que nous venons d'indiquer au choix des moyens dont l'emploi a été suivi de succès constans, que M. *Pravaz* a ramené à trois règles de conduite principales les indications à remplir dans la cure la plus complète possible des déviations de la colonne vertébrale. Ces trois règles de conduite sont les suivantes :

1.° Modifier profondément la constitution du sujet.

2.° Ramener les parties du système osseux à leur

disposition normale, par l'emploi temporaire et gradué d'une force prise hors de l'organisme.

3.° Les maintenir dans cet état par le développement régulier et la corroboration du système musculaire.

Tout récemment, M. *Pravaz* vous a présenté un Mémoire dont vous avez tous écouté la lecture avec le plus attentif intérêt : permettez-nous de vous rappeler ici les idées principales de son auteur; il s'est proposé un double but :

1.° De démontrer que l'exercice régulier du système locomoteur est une condition nécessaire de l'intégrité des fonctions assimilatrices et excrétoires, et qu'il peut devenir un auxiliaire efficace dans le traitement prophilactique ou curatif de certaines cachexies.

2.° De faire voir que la mécanique est impuissante à produire à elle seule la restauration durable des formes déviées; qu'elle réclame impérieusement l'intervention d'une gymnastique spéciale dont le mode doit être déterminé avec soin.

Pour remplir la première partie de ce programme, l'auteur s'est appuyé d'abord de résultats statistiques empruntés aux auteurs les plus modernes et les plus exacts, qui tendent à prouver que si la durée moyenne de la vie s'est accrue par les progrès de la civilisation, qui ont rendu moins fréquentes et moins graves la plupart des maladies, les affections lymphatiques et tuberculeuses ont échappé à cette heureuse influence. Ainsi, la phthisie pulmonaire n'a pas cessé de moissonner le cinquième des générations, comme au temps de *Sydenham ;* elle paraît même avoir étendu ses ravages.

Les habitudes plus sédentaires, la vie moins extérieure des populations modernes, énervées par le luxe ou soumises aux nécessités de l'industrie, qui les parque dans des demeures étroites et mal aérées, paraissent donner l'explication de cette funeste anomalie. A l'appui de cette opinion, l'auteur a cité les recherches intéressantes de M. *Lombard* de Genève, sur l'influence des professions, relativement au développement de la consomption pulmonaire, desquelles il résulte que l'inhalation d'un air impur dans des ateliers fermés et l'inaction musculaire augmentent sa fréquence.

La pathologie comparée vient confirmer cette interprétation donnée aux faits statistiques recueillis par M. Lombard. Le docteur *Pravaz* rappelle, à cette occasion, les travaux de M. *Reynaud*, sur la phthisie tuberculeuse des quadrumanes importés des régions équatoriales dans nos climats humides et froids, où ils sont condamnés à une étroite captivité; il a mentionné encore les expériences de *Jenner*, pour rendre à volonté des animaux tuberculeux, ou les guérir de cette maladie; et enfin, l'opinion de M. *Huzard*, sur l'étiologie de la pommelière, qui attaque les femelles des ruminans, dans les étables malsaines où les nourrisseurs de Paris les tiennent renfermées.

Passant aux considérations théoriques qui peuvent nous éclairer sur la nature même des causes et leur mode d'action, l'auteur examine l'influence du mouvement spontané sur la respiration et la circulation, et il conclut de cet examen qu'en activant ces fonctions, l'exercice musculaire concourt puissamment à l'élimination régulière des matériaux excrémentitiels dont le dépôt dans certains organes de l'économie paraît constituer l'affection tuberculeuse, et qu'il est une condition nécessaire de la perfection de l'hématose et de la nutrition.

Les jeux publics et les institutions gymnastiques de la *Grèce* et de *Rome* lui ont paru dictés par cette haute philosophie politique dont les anciens nous ont donné tant d'exemples, et qui imposait aux peuples, sous le voile de la religion, des usages dirigés vers la conservation et le perfectionnement des races.

Considérée comme pratique d'hygiène, ou comme ressource thérapeutique puissante dans certaines maladies chroniques rebelles à la pharmaceutique, la gymnastique ne doit pas être abandonnée à de vagues indications; plus son action est énergique, plus son application demande d'opportunité et de mesure; M. *Pravaz* a tracé, à ce sujet, quelques préceptes généraux en insistant sur la nécessité d'une surveillance constante de la part du médecin qui a recours à ce moyen trop négligé. Il termine la première partie de son Mémoire en conseillant surtout l'exercice systématique des puissances musculaires comme le modificateur le plus actif et le plus direct de ces constitutions lymphatiques et scrophuleuses qui abondent dans les grandes cités, et le sédatif le plus efficace dans les affections spasmodiques. L'étiologie des déviations de l'axe central du squelette, difformité qui paraît s'être multipliée depuis vingt ans, a été l'objet, comme nous l'avons déjà dit, des hypothèses les plus diverses; mais, soit qu'on les regarde comme la conséquence d'un arrêt primitif de développement de l'une des parties latérales de la série des vertèbres, ou qu'on les attribue à une rupture de l'antagonisme des muscles symétriques qui meuvent et soutiennent l'épine, l'intervention de la gymnastique dans le traitement de ces vices de conformation n'en reste pas moins une nécessité sur laquelle le raisonnement, l'autorité des écrivains les plus compétens et l'expérience propre de l'auteur, ne peuvent laisser aucun doute. En effet, si l'irrégularité de l'accroissement a produit l'irrégularité des formes, quelle indication plus formelle peut-il y avoir à remplir, que d'activer la nutrition? Mais l'auteur a déjà prouvé que la somascétique rationnelle était le moyen le plus puissant que la médecine possède pour atteindre ce but. Si c'est la faiblesse musculaire, ou l'habitude d'attitudes vicieuses pendant la période d'accroissement, qui ont amené le déversement en sens alternatifs du rachis, il ne suffirait pas de replacer, par des appareils mécaniques, les parties diverses du squelette dans leurs rapports naturels; il faut encore restituer aux muscles homologues la force relative qui peut maintenir leur antagonisme; or, l'exercice systématique et coordonné de ces muscles, assez longtemps répété, est seul capable de les rappeler à l'équilibre instinctif, qui maintient les leviers solides dans leur disposition normale réciproque; une condition essentielle doit être ajoutée à l'énoncé de cette double indication : c'est que l'emploi des moyens mécaniques pris hors du sujet, et l'exercice méthodique de ses propres forces, soient associés, autant que possible, d'une manière simultanée. Cette combinaison *contemporaine* de deux ordres de modificateurs également nécessaires, mais qui, mis en usage isolément ou successivement, ne sauraient donner que des résultats incomplets, constitue au fond la méthode propre à l'auteur, celle qu'il s'est efforcé de faire prévaloir depuis douze ans, et dont il a exposé les bases dans plusieurs Mémoires insérés parmi ceux de l'Académie royale de médecine, ou publiés dans les journaux de la science.

En répondant à des objections qui ont été élevées contre la somascétique appliquée à l'orthopédie, l'auteur du Mémoire a cherché à établir, par des considérations puisées dans la mécanique animale, que ces objections confirment précisément le principe essentiel de sa méthode, celui de la combinaison des moyens externes qui agissent préalablement sur la forme de l'organisme, et de l'exercice concomitant de ses puissances contractiles; elles prouvent enfin une seule chose dont l'auteur est convaincu depuis long-temps, savoir, qu'il existe une gymnastique spéciale qui ne peut être utilement appliquée au traitement des difformités qu'à l'aide d'une notion complète de l'anatomie et de la mécanique de l'homme.

Les bornes d'une lecture académique ne permettaient pas à M. le docteur Pravaz d'entrer dans des détails descriptifs étendus sur les appareils multipliés qu'il emploie, selon chaque cas, pour modifier la forme déviée de l'épine ou des membres, et développer en même temps la synergie de leurs muscles congénères; mais la Commission de la Société de médecine a vu fonctionner chacun d'eux, et a pu s'assurer qu'ils avaient été réellement coordonnés aux vues rationnelles énoncées dans la seconde partie du Mémoire qui lui a été présenté.

La principale de ces machines, celle qui se prête, par des modifications relatives à chaque indication particulière, à l'usage le plus varié et le plus étendu, est une sorte de lit oscillatoire présentant plusieurs brisures mobiles, dans deux sens perpendiculaires l'un à l'autre, qui permettent d'agir à la fois sur le rachis par une traction longitudinale qui est localisée à volonté, par l'inclinaison en sens contraire des inflexions anormales de cet axe, et par un mouvement de révolution dirigé en sens contraire de la torsion que l'épine subit toujours sur son axe dans les déviations latérales.

Le sujet placé sur cet appareil, où il est soumis à une action mécanique toujours graduée d'après ses sensations, lui imprime à volonté des mouvemens plus ou moins étendus qui demandent la contraction de tous les muscles de l'épine et de ceux qui vont des bras à la périphérie du thorax. Ainsi se trouve réalisé, aussi simplement que possible, ce précepte de gymnastique orthopédique sur lequel l'auteur a insisté si souvent, de faire *fonctionner* le système musculaire dans cette condition où les leviers solides qui servent d'appuis ou de mobiles à ses diverses parties ont été d'abord rapprochés de leur disposition régulière.

Quelque spécieuse que puisse être pour l'esprit une méthode thérapeutique quelconque, il lui manque, sans l'expérience, une sanction indispensable, et qui peut seule entraîner l'assentiment complet d'une raison sévère. M. le docteur Pravaz attachait donc la plus grande importance à établir, par des faits évidents, que les vues énoncées dans son Mémoire ne se réduisaient pas à une pure spéculation ; c'est dans cette intention qu'il a montré aux membres de votre Commission des empreintes comparatives recueillies à différentes époques, sur des sujets qui résident encore dans son établissement. Ces *spécimens* permettent de suivre les progrès du redressement de la difformité, et ils attestent un développement de la constitution, une corroboration de l'organisme qui justifient toute l'importance attachée par M. le docteur *Pravaz* à l'emploi de la gymnastique dans le traitement des vices de conformation originels ou acquis.

Deux de ces plâtres ont dû frapper surtout l'attention de votre Commission; ils représentent les états successifs d'un jeune sujet qui avait été traité d'abord sans succès, par la méthode ordinaire de l'extension continue et l'usage des béquilles, et soumis ensuite pendant six mois au système thérapeutique de M. *Pravaz*. Ce sujet ainsi traité, de même que plusieurs autres, nous ont fait voir une constitution forte, une coloration, signe de santé, et un développement marqué du système musculaire; en un mot, un tempérament acquis devient le résultat d'un traitement où se prêtent un mutuel secours la somascétique, l'orthopédie et la diététique.

C'est ici le lieu de faire remarquer que M. le docteur *Pravaz* aura concouru aux progrès de l'orthopédie, autant par le discrédit qu'il a jeté le premier sur certains moyens empiriques usités depuis long-temps dans cette branche de l'art, que par les moyens plus rationnels qu'il y a introduits.

Ainsi, Messieurs, vous l'avez entendu vous exposer ici les raisons qui lui ont fait rejeter l'usage des béquilles élevées, qui sont encore employées dans certaines méthodes de traitement; décomposant le poids du corps en deux forces, dont l'une soulève les omoplates et fait paraître la tête enfoncée entre les épaules, tandis que l'autre, agissant perpendiculairement sur la partie supérieure de la poitrine, la comprime transversalement, elles offrent les inconvéniens les plus graves, que le professeur Delpech a reconnus comme M. *Pravaz*, et dont les preuves matérielles vous ont été données par l'inspection de l'un des plâtres que votre Commission a examinés. Toutefois, malgré les raisonnemens spécieux de M. Pravaz et l'opinion de Delpech, pour condamner l'usage des béquilles, votre Commission, d'accord avec plusieurs de nos honorables collègues, a pensé que ce moyen ne devait pas être rejeté d'une manière absolue et dans toutes les circonstances, et que l'on devait laisser au médecin le soin de juger de l'opportunité de son emploi.

Convaincu que pour imprimer à l'orthopédie une impulsion véritablement utile, il faut cesser de considérer les difformités qu'elle traite comme des affections purement locales, n'ayant aucune racine dans la constitution, M. le docteur *Pravaz* a appelé au secours de la spécialité qu'il cultive tout ce que l'hygiène, la pharmaceutique et la physique moderne lui ont présenté d'applicable. Ainsi, à la salubrité d'une habitation vaste et bien aérée, à un régime diététique choisi, il joint, suivant les cas, pour la guérison des jeunes malades qui lui sont confiés, les préparations iodurées, les douches et les bains médicamenteux de diverses natures, l'application du galvanisme, si énergique pour réveiller l'innervation, et enfin la pression atmosphérique dont l'influence puissante pour dilater les cellules pulmonaires et perfectionner l'hématose a été signalée, dans ces derniers temps, par M. le docteur *Junod*. Si le Mémoire présenté à la Société de médecine par le docteur Pravaz ne mentionne pas ces deux moyens, c'est que l'auteur se propose d'en faire l'objet d'une nouvelle communication, qui lui paraît devoir offrir quelqu'intérêt.

Toutefois, Messieurs, comme votre Commission s'est proposé d'éclairer surtout par des faits le jugement que vous aurez à porter sur l'institution orthopédique que M. Pravaz est venu fonder dans cette ville, elle croit devoir vous rendre, par anticipation, un compte exact et succinct de quelques observations qu'elle a recueillies sur les résultats de ces dernières médications, résultats que l'auteur s'est engagé à vous faire connaître plus tard avec des détails qui peuvent leur donner toute leur valeur scientifique.

M. Pravaz nous a présenté d'abord un jeune sujet de dix ans, affecté d'un arrêt de développement de tout le côté gauche du corps, qui a été remarqué dès l'âge de quatre mois. Si la cause première de cette anomalie de l'accroissement doit être rapportée rationnellement à quelqu'altération du système cérébro-spinal, la cause occasionelle qui l'a déterminée n'a pu être saisie par l'observation. Le défaut de l'innervation s'est manifesté à différens degrés dans le membre supérieur et dans le membre inférieur; tandis que la cuisse et la jambe gauches, bien que plus courtes, plus grêles et plus faibles que les parties correspondantes à droite, servaient encore à la progression, qui était seulement irrégulière et affectée de claudication; le bras et la main gauches semblaient à demi-paralysés; ils n'avaient point perdu, il est vrai, toute leur sensibilité, mais la motilité y était presque abolie. On voit, par le plâtre qui représente le membre difforme dont l'empreinte a été recueillie avant le traitement, par les soins de M. le docteur *Gensoul*, que les doigts fléchis et l'avant-bras placé dans un état forcé de pronation, avaient subi une sorte de contracture.

Des moyens divers empruntés à la mécanique ou à la thérapeutique avaient été employés sans succès, et l'enfant, conduit pendant quatre années aux eaux d'Aix, en était revenu sans amélioration sensible, lorsqu'il fut confié, par le conseil de deux de nos collègues, MM. *Pasquier* et *Gensoul*, aux soins de M. *Pravaz*. Rapprocher d'abord, par un appareil convenable, les parties difformes de leur disposition relative, réveiller ensuite l'activité des systèmes nerveux et musculaires, telle est la double indication que ce médecin s'est efforcé de remplir. Une machine fort simple a rendu bientôt à la main la conformation naturelle; la restauration de la faculté du mouvement a demandé plus de temps et le concours de moyens très variés, que nous allons vous exposer très brièvement.

S'appuyant sur quelques expériences du docteur *Junod*, qui semblaient démontrer l'efficacité de la soustraction momentanée de la pression atmosphérique dans les cas de paralysie des membres, M. *Pravaz*, à l'aide d'une manche formée d'un tissu imperméable et d'une pompe pneumatique de son invention (qui a obtenu dernièrement les suffrages de la Société royale d'agriculture et des arts utiles de Lyon), a soumis, plusieurs fois par jour, à l'action du vide le bras et la main du jeune malade, dans la vue d'obtenir, par une congestion mécanique, l'expansion des vaisseaux capillaires qui apportent les matériaux de la nutrition; des frictions stimulantes, des douches de vapeur portée à une température très élevée, l'urtication, une gymnastique spéciale, et enfin le galvanisme appliqué à l'origine des plexus, d'où partent les nerfs qui se distribuent aux membres, furent associés à l'action puissante du vide, et ont amené un résultat des plus remarquables, et qui nous paraît étendre la limite de ce que l'art a pu faire jusqu'ici dans le traitement des paralysies anciennes; la claudication est devenue beaucoup moins apparente, le bras et la main, inutiles jusques-là, ont recouvré une partie de leurs fonctions, et tout fait espérer que le traitement, continué pendant un temps suffisant, obtiendra un succès complet.

L'influence que le galvanisme a paru exercer sur la nutrition et la motilité, dans le cas qui précède, a conduit M. *Pravaz* à en faire l'application aux jeunes sujets affectés de déviations latérales de l'épine, lorsque cette difformité reconnaît pour cause l'arrêt de développement de l'un des membres inférieurs; il n'a eu jusqu'ici qu'à s'applaudir de l'emploi de ce moyen.

La première partie du Mémoire dont nous vous avons donné l'analyse contient l'énoncé le plus explicite de l'opinion de l'auteur sur l'importance qu'il convient d'attacher au développement de la cavité thoracique et à l'expansion pleine et entière des cellules pulmonaires, dans le traitement prophylactique de la phthisie tuberculeuse; il était donc naturel qu'il cherchât avec empressement l'occasion de vérifier ce que l'on peut obtenir, sous ce rapport, de l'accroissement de la pression atmosphérique par le procédé que le docteur *Junod* a proposé à l'Académie des sciences; aussi a-t-il fait construire un appareil pneumatique où de jeunes sujets sont soumis chaque jour, pendant vingt minutes, à une pression de 110 à 115 centimètres de mercure.

L'un d'eux dont l'état inquiétant avait été déjà amélioré de la manière la plus remarquable par la gymnastique qu'un de nos collègues, M. le docteur *Trolliet*, avait conseillée, a éprouvé de cette sorte de bain d'air concentré un surcroît de force et de vigueur qui indique de la manière la plus positive l'influence qu'il exerce sur la perfection de l'hématose. D'autres expériences que M. *Pravaz* se propose de faire, et dont il vous entretiendra, établiront s'il est possible d'utiliser ce moyen dans le traitement de la chlorose et dans celui de l'hémoptysie.

L'opinion de Delpech, sur l'étiologie des pieds-bots, trouve sa confirmation dans l'exemple qui nous a été présenté, d'une jeune fille de 11 ans, affectée d'un arrêt de développement qui a frappé la totalité du côté gauche, et d'un *varus* du même côté. La malade, traitée par l'appareil de *Venel*, que M. Pravaz préfère au moule de plâtre, parce qu'il permet, jusqu'à un certain point, l'exercice des muscles atrophiés de la jambe et du pied, est presque complètement guérie.

Tous les membres de cette Société savent qu'une infirmité assez fréquente et réputée incurable, la luxation congénitale du fémur, a été traitée, dans ces derniers temps, avec succès par M. *Humbert* de Morley. L'Académie des sciences a décerné une juste récompense à l'auteur d'une si belle opération qui honore la chirurgie française; mais il fallait la faire entrer dans le domaine public de l'art dont elle semblait exclue par l'extrême complication des appareils que M. *Humbert* a mis en usage et qui lui ont paru indispensables.

M. Pravaz s'est occupé de cette importante recherche. Un Mémoire présenté à l'Académie royale de médecine, en 1835, contient la description d'une machine fort simple, au moyen de laquelle il a reproduit heureusement les résultats obtenus par M. *Humbert*. Deux sujets affectés de luxation congénitale du fémur sont aujourd'hui soumis à sa méthode curative; l'un d'eux est déjà arrivé à la seconde période du traitement, c'est-à-dire que la réduction opérée ne demande plus que les soins nécessaires pour la consolidation. M. *Pravaz* se propose de vous donner lui-même les détails de cette cure, lorsqu'elle sera complète; ils présenteront d'autant plus d'intérêt pour la science, que l'observation aura été recueillie, en quelque sorte, sous les yeux de la Société de médecine de Lyon, puisqu'un de nos collègues, M. Richard (de Nancy), médecin ordinaire de l'enfant, a suivi toutes les phases qu'elle a présentées.

Nous terminons, Messieurs, ce compte très succinct des résultats que nous avons vus, et dont chacun de nous peut vérifier l'exactitude, en faisant remarquer à la Société qu'ils comprennent à peu près tous les cas qui sont du ressort de l'orthomorphie, de telle sorte qu'à notre connaissance, nul établissement en Europe ne présente une réunion plus complète des moyens que l'art peut opposer aux difformités de l'espèce humaine.

Ainsi, vos Commissaires, Messieurs, ne se sont pas seulement contentés de lire les travaux de M. le docteur *Pravaz*, ils ont visité plusieurs fois son établissement, ils ont reçu de sa bouche même tous les renseignemens, toutes les communications dont ils avaient besoin pour l'éclairer et éclairer le jugement qu'ils vous demandent. Homme consciencieux, il nous a accueillis avec cette bonne foi qui relève si bien le mérite. Là, ses assertions dont nous avons pu vérifier la véracité, la réalité de ces résultats que nous avons jugés à l'œil, mesurés au compas, l'air de santé, de vigueur que nous ont offert les sujets soumis à sa méthode, tout enfin nous a convaincus plus que jamais que la réputation d'orthopédiste-physiologiste, de médecin instruit, qui avait précédé l'arrivée de M. Pravaz parmi nous, lui était justement acquise par ses travaux et par les résultats nombreux auxquels ces mêmes travaux l'ont conduit. C'est pour cela, Messieurs, que votre Commission n'hésite pas à espérer que vous voudrez bien sanctionner, en les adoptant, les conclusions de son rapport. Nous devons vous le dire, nos conclusions ne nous ont été inspirées par aucun autre sentiment que par notre amour pour la vérité. De même que votre Commission, de même que son Rapporteur, vous savez tous combien l'art s'est enrichi par les études spéciales de ce médecin distingué, et surtout par la constance opiniâtre qu'il a mise à combattre l'erreur et le préjugé, pour y substituer des règles fixes et invariables.

Nous soutenons, et nous avons pour appuyer notre opinion d'honorables opinions; nous soutenons, dis-je, que l'établissement de M. Pravaz, en harmonie avec la théorie, a paru à votre Commission réunir au plus haut degré toutes les conditions voulues pour la guérison prompte et durable des maladies qui sont du ressort de l'orthopédie, et nous pensons que cet établissement est digne à tous égards de l'attention et de la confiance des familles.

Votre Commission est heureuse de vous prier d'accorder à M. le docteur *Pravaz* une approbation entière; puisse-t-il la recevoir comme un noble encouragement à persévérer dans la voie des améliorations et des perfectionnemens, qu'il a semée déjà de si beaux succès!

La Société de médecine approuve la rédaction du Rapport, et en adopte les conclusions à l'unanimité.

MEMBRES DU BUREAU.	MEMBRES DE LA COMMISSION.
MM.	MM.
JANSON, *Président.*	MERMET, *Président.*
ROUGIER, *Secrétaire-génér.*	BAUMERS.
LUSTERBOURG, *Trésorier.*	POLINIÈRE.
GAUTHIER, *Archiviste.*	REPIQUET.
DUMÉNIL, *Secrét. du Bureau.*	LEVRAT aîné, *Rapporteur.*

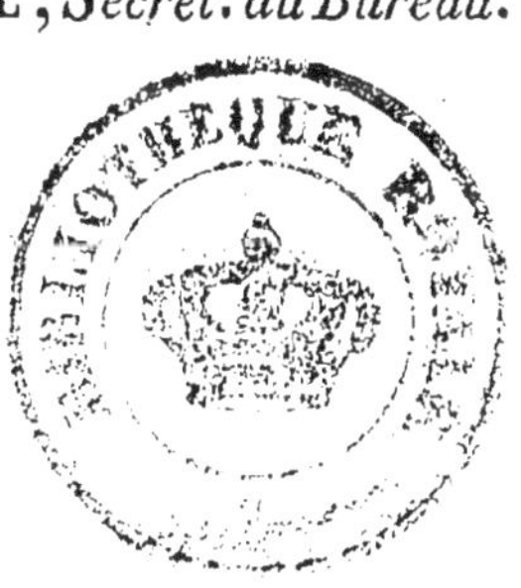

www.ingramcontent.com/pod-product-compliance
Ingram Content Group UK Ltd.
Pitfield, Milton Keynes, MK11 3LW, UK
UKHW021038220726
13924UKWH00001B/391